U0216892

《医疗机构药学应急预案编制指南》编写委员会

主　　编：邵志宇

副主编：庄将协　黄　显

执行主编：黄　艳

编　　委：（以姓氏笔画为序）

　　　　　许鲁宁　吴丽芳　余兴华　张一帆
　　　　　邵志宇　郑解元　姜政华　翁爱彬
　　　　　唐国宝　黄小红　赖剑锋　缪建辉

支持单位：

　　　　　福建省立医院
　　　　　福建医科大学附属协和医院
　　　　　厦门大学附属第一医院
　　　　　厦门大学附属中山医院
　　　　　厦门医学院附属第二医院
　　　　　龙岩市第一医院
　　　　　漳州市第一医院
　　　　　泉州市第一医院
　　　　　三明市第一医院
　　　　　莆田学院附属医院
　　　　　南平市第一医院
　　　　　宁德师范学院附属宁德市医院

医疗机构药学

应急预案 编制指南

组织编写　福建省药师协会药品应急专业委员会

主　　编　邵志宇

副主编　庄将协　黄　显

厦门大学出版社　国家一级出版社
XIAMEN UNIVERSITY PRESS　全国百佳图书出版单位

图书在版编目（ＣＩＰ）数据

医疗机构药学应急预案编制指南 / 邵志宇主编. --
厦门：厦门大学出版社，2023.5
　　ISBN 978-7-5615-8978-6

　　Ⅰ．①医… Ⅱ．①邵… Ⅲ．①医药卫生组织机构一突
发事件－药政管理－中国－指南 Ⅳ．①R951－62

中国版本图书馆CIP数据核字(2023)第076486号

出 版 人	郑文礼
责任编辑	眭　蔚
责任校对	胡　佩
封面设计	李嘉彬
技术编辑	许克华

出版发行	厦门大学出版社
社　　址	厦门市软件园二期望海路39号
邮政编码	361008
总　　机	0592-2181111　0592-2181406(传真)
营销中心	0592-2184458　0592-2181365
网　　址	http://www.xmupress.com
邮　　箱	xmup@xmupress.com
印　　刷	厦门集大印刷有限公司

开本	889 mm×1 194 mm　1/32
印张	3.125
插页	2
字数	50 千字
版次	2023 年 5 月第 1 版
印次	2023 年 5 月第 1 次印刷
定价	58.00 元

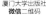
厦门大学出版社
微信二维码

厦门大学出版社
微博二维码

序

　　医疗机构是国家公共健康的一个重要组成部分，既要担负治病救人的公益职能，又要担负应对突发公共卫生事件的紧急救治任务。我国的医疗技术水平日益提高，医院的整体医疗条件和资源都比较充足，在遇到突发公共卫生事件之后必须承担起自身的职责，而医疗机构应急管理水平是其能否积极应对和承担国家公共卫生保障任务的关键因素。面对突发公共卫生事件，若无法做出准确判断并快速施行应对措施，则极易造成事件恶化，小则对医院的未来发展和社会信誉造成负面影响，大则对本应被保障的周边民众卫生健康带来不良影响，从而影响国家的公信力。因此，特别是在国家提倡医疗机构转型高质量发展的进程中，医疗机构应该将提升应急管理能力和水平提上日常工作日程，明确职责，制定有效的应对措施，面对突发公共卫生事件时能够快速做出反应，这对减少机构风险、保障民众的生命健康有着深远意义。

　　药物治疗是医学诊治过程中不可或缺的一部分，药品在一家医疗机构的医疗资源中占比较大，药学部门职能管理水平与医疗机构服务能力息息相关，药品资源的合理公平分配、资源保全及紧急调配等工作深刻影响着医疗机构的施救水平。没有药品支持的医疗机构犹如一名失去武器的士兵，即便自身能力再卓越，面对危机不仅不能保卫群众，守卫国家，甚至自身难以保全。希望药事部门能够重视对自身应急管理能力的建设，不仅仅停留在制定应对流程上，还要在日常工作中加强对部门重要资产的风险预防与保护工作，加强对部门工作人员应对能力的培养，增强部门风险管理人员的危机管理意识，以期当事件发生时，不仅能够减少本部门的损害，还能成为医疗机构承担公共职能时的优秀后勤保障力量。

　　本指南就风险的评估、措施的制定、日常的管理等应急管理各项事务提供方法和模板。愿本书能够为药事管理部门未来的应急管理工作提供参考，帮助药事部门同仁理清事务条理，完善各自机构的应急管理工作。

厦门大学附属第一医院

副院长、博士生导师

马琪林

2023 年 4 月

编者按

《左传》有言："居安思危，思则有备，有备无患。"医疗机构经常会面对一些突发事件，如自然灾害、传染病暴发、群死群伤事故、急性食物药物中毒等。提高医疗机构药学部门的应急管理能力，是保证医疗机构正常运转的关键，是保证人民生命和健康的关键。2006年国务院通过了《国家突发公共事件总体应急预案》，确定了应对突发公共事件的六大工作原则：以人为本，减少危害；居安思危，预防为主；统一领导，分级负责；依法规范，加强管理；快速反应，协同应对；依靠科技，提高素质。

为使各级各类医疗机构药学部门能不断提高处置多种突发事件的水平和能力，做到关口前移，超前防范，在事件发生后能迅速处置，把危害降到最低限度，本编委会根据药学实际工作细节，编撰了4章共

26 节的药学部门应急预案,包括面对突发事件如自然灾害等的应急管理、指挥、救援计划,以及事前评估预防工作、事后重建工作和日常演练机制等内容。本指南从医疗机构药学部门前期准备与日常工作、应急制度编制要领、相关配套表格三方面展开叙述。本指南的出版能够为各级各类医疗机构药学部门制定与完善适配自身工作需求的应急预案,加强日常演练,提高全员安全生产意识,增强药学部门抗灾能力,实现药学工作的可持续发展提供参考。特别是近年来,疫情不断肆虐,本指南的出版更具有实际意义,可为执业药师特别是医疗机构的执业药师提供很好的参考。

本指南主编为厦门大学附属第一医院药学部邵志宇主任,福建省各地市三级甲等综合医院药学部门负责人积极参与,多次研讨修改。福建省药师协会在本指南编纂过程中提供了各种支持与帮助,在此表示由衷感谢。

编委会

2023 年 1 月

目　录

第一章 总 则

第一条 为规范医疗机构药学突发事件应急预案(以下简称"应急预案")管理,增强应急预案的针对性、实用性和可操作性,依据《中华人民共和国突发事件应对法》《突发事件应急预案管理办法》等法律、行政法规,制定本规范。

第二条 本规范所称应急预案,是指各医疗机构药学部门与其相关方等为依法、迅速、科学、有序应对突发事件,最大限度减少突发事件及其造成的损害而预先制定的工作方案。

第三条 应急预案的规划、编制、演练、修订、培训、宣传教育等工作,适用本规范。

第四条 各单位遵循统一规划、分类指导、分级负责、动态管理的原则,参照本指南与实际情况制定本单位应急制度。

第五条 应急预案编制要依据有关法律、行政法规和制度,紧密结合实际,合理确定内容,切实提高针对性、实用性和可操作性。

第六条　应急管理应贯彻"安全第一、预防为主"的方针。在应急状态下坚持"先救人,后救物;先制止,后教育;先救治,后处理;先处理,后报告"的应急处置优先原则。

第七条　医疗机构相关人员应增强安全意识,充分认识事故危害,掌握预防和应急措施,注重预防,尽最大努力避免事故的发生,减少突发事件对人身财产安全的损害。

第二章　前期准备与日常工作

第一节　应急队伍建设

第一条　由药学部门在所在医疗机构应急管理框架下,通过寻求专业保障部门协助,成立药学应急管理工作小组(以下简称"工作小组"),负责制定医疗机构药学部门突发事件应急预案,组织和实施应急培训和演练,明确各部门职责,组织协调药学相关突发应急事件的应对。

第二条　组织架构

(1)组长:药学部门负责人。

(2)副组长:药学部门安全工作负责人。

(3)成员:秘书及根据工作需要设立的与突发社会事件、突发公共卫生事件、突发自然天气灾害、突发生产事故、突发信息事故等相关的各类应急专员,专员可从本部门选派,也可寻求专业保障部门协调指派。

(4)成员人数视药学部门规模指派,可一人兼任多职,也可具体分职指派,原则上应覆盖所有类型突发事件,且成员应当有足够的能力和精力负责具体工作。

第三条 工作小组主要职责

在医疗机构应急管理工作领导小组的领导下,全面协调和指导医疗机构药学应急管理工作,建立医疗机构药学应急管理体系,制定应急管理规章制度,编制药学相关应急预案;负责监督确保应急管理规章制度及应急预案有效实施;负责组织突发事件应急培训、演练;负责组织药学相关安全检查,及时消除安全事故隐患;负责应对突发应急事件的组织协调工作。

第四条 各成员权责

(1)组长:统筹紧急事件应急管理的决策工作,特殊情况下与副组长形成 A/B 角。

(2)副组长:协助紧急事件应急管理的指挥工作,特殊情况下与组长形成 A/B 角。

(3)成员:各成员根据各自职能负责医疗机构药

学应急管理日常工作,包括对本药学部门各工作单元进行风险识别、评估;负责应急物资保障和急救药品日常管理工作;负责紧急事件中人员整合、调配及临时性岗位人员安排;负责应急药品保障供应;负责工作场所日常巡视维护;负责保持与专业保障部门的联系以能够尽快得到协助;其他。

第五条　工作小组应至少每年一次,建议每季度一次召开工作会议,讨论和审议应急管理工作相关的工作制度、应急预案、风险识别和评估、工作总结和计划等。

第六条　每名员工都有保障安全的职责,由专员每年组织一次相应的培训教育及实操演练,向员工普及应急管理计划,敦促员工熟知计划内容。

第七条　工作小组专员应当保持与专业保障部门日常的工作联系,一旦启动应急预案,所有相关人员均应在信息发布后第一时间到达预案分工岗位,按相应规定各司其职。工作小组执行应急预案,严格依法保障处置突发事件的责任科室、责任人员按照预案及有关法律、法规和规章制度行使权力,赋予处置突发事件负责人现场指挥和紧急临时决断的权力。

第八条　在紧急状态结束后,工作小组要及时、准确地研断事件发展态势。当事件得到有效控制并趋向缓和时,及时终止应急预案。

第九条 工作小组应当在紧急事件平息后,立即协调并妥善组织善后处理工作,保障突发事件中相关人员的合法利益,积极联系专业保障部门协助做好疫病防治和环境污染清除工作,修复因突发事件受损的医疗设备、教学设施、科研设备、生活设施等。

第二节 风险评估与预案编制

第一条 在编制突发事件应急预案之前,工作小组应当对药学工作相关职责范围工作单元进行全面风险评估,即对突发事件发生时药品、其他资产及人员存在的弱点、所产生的威胁、造成严重后果的可能性进行评估。

第二条 在进行风险评估之前需对相关法律法规、评价标准、历史事故与隐患、自身部门工作实际情况、国内外有关资料及行业现状等可用资料进行搜集整理,制定评估流程,圈定评估重点。

第三条 在风险评估过程中,需要确定被保护的对象及其价值,其面临的潜在威胁、发生风险的问题根源和发生概率,以及为降低威胁而采取的安全措施。需注意,每个被保护对象可能存在多种威胁,每种威胁可能有多个可被利用的弱点。

第四条 风险评估的方法与使用的工具多样,较为通用的做法是采取量表法,如灾害脆弱性分析(hazard vulnerability analysis,HVA),依据紧急事件发生频率、事故严重性(包括药品安全、人员安全、影响范围、停工损失等)、应急准备情况进行量化评估及分级,形成紧急事件风险评估表。机构可以根据实际被保护对象合理选择评估工具。

第五条 风险评估信息可从不良事件报告统计分析、专项问卷调查,上年度本机构、本地区或同行业发生过的风险性事件等多角度来源获取。

第六条 由于知识范围、经验和敏感度不同,为防止偏倚,风险评估工作应当由包括但不限于药学、总务等部门不同专业的 3 人或以上参与会商,并形成相应的风险评估报告。

第七条 编制应急预案应当由工作小组发起,并组建编制小组,结合风险评估报告对其起草的预案深入调查研究,掌握自身部门工作实际情况,并对所拟定规章制度草案的作用效果有一定的预测,必要时可采取桌面推演的形式,邀请专业保障部门共同模拟应对过程,检验应急预案的可行性。

第八条　草案应当包括适用范围、责任人或负责解释的小组/专员、生效日期、具体实施细则及其他事项。

第九条　在起草过程中,应当广泛听取有关部门、相关行业专家及其他相关方的意见,可以采取座谈会、论证会、征询意见表等多种形式,经归纳后形成草案。

第十条　应急预案应当适当结合相关法律法规、官方所发布的灾害等级、医疗机构自身工作情况,根据事件的性质、可控性、严重程度、影响范围,适当区分出响应级别,对应更具针对性的应急措施。

第十一条　草案在充分征集意见并协商后,最终形成应急预案之前,再次经过工作小组审查并表决通过。通过后的应急预案应当及时发布,并发起培训学习。

第十二条　在日常演练中或新的危险因素出现,原有预案或其中的某细则被认为不适用或不完全适用时,应当及时对预案进行修订或废止。

第三节　预防、监测与预警

第一条　科室负责人及指定专员应当根据评估结果在日常工作中关注工作场所的巡护,及时上报、处理并排除危险因素。

第二条　每逢节假日或工作场所人员流动急剧减少甚至无人值守时,应当例行对工作场所加强巡护。

第三条　对于设施设备及应急物品,应当定期检测其效期及运行状态。

第四条　对危险因素应当进行日常数据监测并划定预警线,接近预警线时应当及时告警并处理。

第五条　针对可能发生的突发事件,应完善预测预警机制,建立预测预警系统。

第六条　预警机制建立的原则为早发现、早报告、早处理。

第七条　预警信息的发布、调整和解除,鼓励各医疗机构根据实际情况以多种方式进行。

第八条　坚持预防为主、预防与控制相结合的原则。建立预警和事件快速响应机制，一旦出现突发事件，做到"早发现、早报告、早评价、早控制"，及时沟通信息，以提高处置效能，避免重复发生类似事件。

第四节　应急演练与预案修订

第一条　指南所指应急演练是指医疗机构药学部门与其相关方依据有关应急预案模拟应对突发事件的活动。

第二条　应急演练的目的是检验预案可行性，完善应急预案和事前准备工作，提高应急队伍处置能力，明确相应的职责任务，磨合完善机制，并且通过开展应急演练，达到普及宣教的目的，提高风险防范意识和自救互救等灾害应对能力。

第三条　应急演练原则

（1）结合实际，合理定位，根据资源条件确定应急演练方式和规模。

（2）着眼实战，讲求实效，提高应急指挥人员的指挥协调能力和应急队伍的实战能力，重视对应急演练效果及组织工作的评估、考核,总结推广好的经验,及时整改存在的问题。

(3)精心组织,确保安全,科学设计应急演练方案,制订并严格遵守有关措施以确保安全。

(4)统筹规划,厉行节约,适当开展跨部门、跨专业的综合性演练,充分利用现有资源,努力提高应急演练效益。

第四条　应急演练组织单位要根据实际情况,依据相关法律法规和应急预案的规定,制定年度应急演练规划,按照"先单项后综合、先桌面后实战,循序渐进、时空有序"等原则,合理规划应急演练的频次、规模、形式、时间、地点等。

第五条　应急演练应在相关预案确定的应急管理工作小组指挥下组织开展。应急演练组织通常应设立指挥组、策划组、保障组、评估组和参演成员,根据不同类型和规模的演练活动适当调整。

(1)工作小组组长、副组长通常担任现场应急演练总指挥、副总指挥。

(2)策划组负责应急演练策划、方案设计及实施的组织协调、演练评估总结等工作。

(3)保障组负责调集应急演练所需物资装备,包括模型、道具、场景等,准备演练场地,维持演练现场秩序,保障安全。

(4)评估组负责设计应急演练评估方案和评估报告,对演练进行全过程、全方位评估,并及时提出意见、建议。

(5)参演成员包括应急预案规定的有关工作人员、各类专兼职应急救援队伍以及志愿者队伍等。

第六条 应急演练目标应简单、具体、可量化、可实现。一次演练一般有若干项演练目标,每项演练目标都要在演练方案中有相应的事件和演练活动予以实现,并在演练评估中有相应的评估项目判断该目标的实现情况。

第七条 应急演练结束应当及时进行评估,全面分析演练记录及相关资料,对照参演人员表现与演练目标要求,对演练活动及其组织过程做出客观评价,并编写应急演练评估报告。

第八条 工作小组应当根据应急演练评估报告中提出的问题及其原因、经验教训以及改进有关工作的建议,及时对原有的应急管理预案进行相应的修订。

第九条 演练与评估应当有规划地进行,根据

机构自身情况定期演练,有需求时应当增加不定期
演练与评估。

第五节　培训与宣传

第一条　为切实提高应急队伍整体素质,提高
机构应急管理水平,提高员工风险防范意识,机构应
当根据自身情况适度规划并制定相应应急管理计划
的培训考核和宣传制度。

第二条　培训可分为岗位培训、年度培训、不定
期培训等。

(1)岗位培训为各类风险岗位操作人员的专业
知识培训和应急管理工作小组的素质培训。

(2)年度培训为有规划的定期全员再教育,年度
培训与考核旨在向全员宣传应急管理计划以及本年
度计划调整,提高全员应对突发事件的能力。

(3)不定期培训的设立旨在根据环境变化而增
加培训,以当下本机构、本地区或同行业发生的突发
事件为例,有针对性地加强宣传和再教育。

第三条　培训考核以及宣传教育管理,应当由

工作小组统一分类和实施。培训考核可以采取分散自学和集中培训、统一考核相结合的形式。

第四条 培训考核可适度设立奖惩机制，督促与鼓励全员熟知应急管理计划，为突发事件来临时的沉着应对以及减少人员和财产损失打下坚实基础。

第六节 事后重建

第一条 在处置突发事件过程中，工作小组要准确研判事件发展的态势，当事件得到有效控制并趋向缓和时，应及时终止应急预案。

第二条 突发事件平息后，科室主要负责人应当立即协调各部门妥善进行善后处理工作。

第三条 科室负责人、专员和相关工作人员在事件平息后应及时清点因危害事件受损失的设施设备，统计受到人身伤害的工作人员情况。

第四条 若设施设备经过简单修复不能重新投入使用，应当做警示标志或围挡，避免不知情工作人员触碰或使用，并及时请厂家进行维修或重新招标采购,以尽快恢复生产。

第五条　在自然灾害及疫情暴发等危害事件平息后,应当注重对周边环境的疫病防治和环境污染清除工作,避免事件产生后遗效应。

第六条　对于在事件中受到人身伤害的工作人员,应当及时进行安抚,了解员工诉求。符合条件的应当上报单位人事、感控、工会等部门,申请工伤认定,并进行慰问。对于事件中见义勇为的员工应当给予适当鼓励或嘉奖。

第三章 应急制度编制要领

第一节 应急预案编制范本及要求

一、总则

1. 编制目的

简要阐述编制应急预案的重要意义和作用,如建立机制、加强管理、有效预防、积极应对、减少灾害、保障安全等。

2. 编制依据

主要依据国家相关法律、法规和政策规定及上级相关应急预案。

3.适用范围

适用于区域内符合应急预案分级标准的突发事件应急处置,级别限定要明确,针对性要强。

4.工作原则

要求明确具体。如统一领导、分级管理、条块结合、职责明确、规范有序、预防为主、快速处置、依靠科技、协同应对、平战结合、公众参与等原则。

二、组织体系及职责

根据处置突发事件实际设立应急指挥小组,详细列明指挥小组的组成成员,其成员可以是某当班岗位,并要明确其职责。

三、运行机制

1.预防预警机制

(1)预防与监控。确定预警信息监测、收集、报告和发布的方法、程序,建立信息来源与分析、常规数据监测、风险分析与分级等制度。

(2)预测与预警。可选择建立相应预测预警系统,明确预警级别的确定原则、信息确认与发布程序等。按照机构自身工作条件与情况,结合突发事件严重性和紧急程度,分为特别严重(Ⅰ级)、严重(Ⅱ级)、较重(Ⅲ级)、一般(Ⅳ级)四级预警,颜色依次为红色、橙色、黄色、蓝色。

2. 应急处置

(1)信息报告。规范突发事件发生时信息的报告程序、时限及要报告的内容等,并根据相关级别做出有效反应。

(2)应急响应行动。根据突发事件级别确定响应主体,明确应急预案启动级别和条件,明确相应级别指挥机构工作职责、权限和要求。

(3)指挥和协调。遵循单位职责为主原则,建立统一领导下的以突发事件主管部门为主、各部门参与的应急救援协调机制,明确指挥机构的职能和任务。

(4)处置与救援。制定详细、科学的突发事件处置方案、处置措施,明确各级指挥机构的工作要求,明确各部门的救援职责、救援保障等。

(5)应急结束。明确应急状态解除的发布机构及程序。

3.恢复重建

（1）善后处置。明确人员安置、补偿，物资和劳务的征用补偿，灾后重建的政策措施等，建立救助制度，做好卫生防疫、保险理赔工作等。

（2）调查与评估。对突发事件发生的起因、经过、处置过程以及引起的后果、造成的损失等进行调查和评估。

（3）恢复重建。明确灾后进行灾害分析评估、工作总结等。

四、应急保障

1.应急抢险队伍保障

要求列出各类应急抢险队伍详细名单，明确抢险队伍联络人员，加强应急指挥与抢险队伍的信息联系，形成严格的信息上报制度，确保应急抢险工作快速、高效运转。

2.财力保障

明确应急经费来源、使用范围、数量和管理监督措施，制定应急状态时经费的保障措施。

3.物资保障

物资保障包括物资调拨和组织生产方案。根据具体情况和需要,明确具体的物资储备、生产及加工能力储备、生产流程的技术方案储备。

4.通信保障

建立通信系统维护及信息采集等制度,确保应急期间信息通畅。

5.医疗卫生保障

医疗卫生保障包括医疗救治资源分布、救治能力与专长、卫生疾控机构能力与分布、各单位的应急准备保障措施、被调用方案等。

6.交通运输保障

交通运输保障包括各类交通运输工具数量、分布、功能、使用状态等信息,紧急情况下的交通工具征用方案、交通管制方案和线路规划等。

7.人员防护

要有明确的应急避险场所、应急避险路线,应急预案要有人员疏散方案及救援人员安全措施等。

五、监督管理

1.应急预案演练

应急预案演练包括应急处置演练的工作要求等。

2.宣传和培训

宣传和培训包括相关应急管理知识宣传和培训的工作要求等。

3.责任与奖惩

明确奖励对象、方式及责任追究程序等。

六、附则

1.名词术语解释

对应急预案中专用名词、术语做出解释。

2.应急预案管理与更新

明确定期评审与更新制度、备案制度、评审与更新方式方法和主办机构等。

3.应急预案解释部门

包括应急预案批准机关、印发机关和解释部门。

4.应急预案实施时间

应急预案一般从印发之日起实施或生效。

七、附件

包括必要的表格及应急处置流程图。

第二节 应急突发事件保障

第一条 为了应对突发自然灾害或其他影响生产活动的突发事件,保障药学单元资产安全,加强国有资产管理及减少损失,需制定药学部门突发事件应急预案。

第二条 各生产单元应当针对自身部门的药品生产活动特点,对自身资产安全存在的危险因素进行充分评估,并有针对性地进行降险避险处理,尽可能消除危险因素。

第三条 对于可预见的突发事件,应当倾向事前采取预防性措施以达到避险目的;而对于不可预见的突发事件,应当针对自身生产活动特点制定相应的应对措施以减少损失。

第四条 建议结合灾难的可控性、严重程度和影响范围,划分应急响应级别,有效而精准地推进预案启动。

第五条 为避免突发断电致使工作不能正常进行,各工作单元应当对不可断电的仪器设备配备不间断电源(uninterruptible power supply，UPS)，以确保工作机组不断电，降低对仪器设备的损害或避免因断电造成数据丢失。若医疗机构没有双路电源或者备用电源，建议工作单元自备一台柴油发电机。

第六条　为应对突然的网络故障或断电，各工作单元(特别是门/急诊相关科室)应当配备本地容灾机组，为避免数据丢失建议为机组配备不间断电源(UPS)，将已经发送至各工作单元的处方通过容灾机组打印并尽可能继续完成余下的工作。

第七条　如遇网络故障，应当尽快报备抢修，同时利用原始纸质处方调剂药品，根据"四查十对"原则分发药品。

第八条　遇到可预测的自然灾害如台风、暴雨等，应当更多考虑在灾害来临前进行抢险。

(1)安排人员值守，部门负责人、业务负责人及班组长保持通信畅通，随时应对各种紧急情况。

(2)应急专员应加强对工作单元的建筑屋面、门窗、道路、下水管道、窨井、排水沟等部位的检查，确保排水设施通畅，关紧门窗，对树木、灯箱、标志牌等进行加固。加强地下室和低洼部位的检查，确保集水井、排污渠工作正常。必要时寻求总务部门协助排查。

（3）检查工作单元内设备仪器以及药品所在位置情况，尽可能保障其安全避险。若所处位置存在危险，应安排提前转移至风险较小的区域，如将低洼处物资转运至高处，积水风险较小的地段务必将物资垫高，冷藏设备等无条件转移的大型设备应备有足量储备冰块、冰袋等。

（4）有暴雨袭击可能时，提前分发沙袋、挡水板、雨衣、应急灯等防汛物资，物资应放置在易拿取的位置；一旦积水，应当立即中断该处电力供应以防漏电。

（5）根据机构情况与险情预估进一步增派应急机动人员，负责搬运救灾物资，协助应急抢修，必要时提前备足食品和水等生活物资。

第九条 若在工作场所发现火情，现场工作人员立即按预案采取措施进行处理，并将火情上报上级管理部门。

（1）判断火灾发生原因，明确火灾周围环境，判断是否有重大危险源分布，以及是否会带来次生灾害。

（2）若人员安全不受威胁，应当立即明确救灾的基本方法,并采取相应措施,按照应急处置程序采用适当的消防器材进行扑救。

（3）若火情不受控制,应当首先按照应急处置程序疏离现场所有人员,同时报告医疗机构消防管理部门或者直接拨打"119"报警。

第十条　所有突发事件在发生时,应当首先保证人员安全,其次是保障物资安全,最后才是在能力范围内维持生产活动。

第三节　应急药品保障

第一条　为了应对突发应急事件、突发公共卫生事件、重要的保障任务、节假日等的药品保障供应,需制定应急药品保障供应应急预案。

第二条　各组应制定医疗机构应急药品目录。

第三条　应急药品实行专人保管,责任到人。药品保管人员要熟悉应急药品的品种、性质、用途、数量及管理办法。对应急药品要注明效期,定期检查核对,防止过期失效。

第四条　为了保证应急药品的及时有效供应,

应定期对应急药品进行认真的检查。药品保管人员除随时注意检查外,应定期重点抽查。发现问题时要及时解决,同时注意定期更新。除平时供应按先进先出的原则外,还应做好应急药品的更新轮换工作,以保证药品质量。

第五条 药库采购员、药品价格管理员以及各组药品计划员为药品保障供应责任人。各部门药品计划员互为 A/B 角,应保证通信畅通。公休、节假日外出时 A/B 角之间应提前沟通、报备、交接。

第六条 各部门出现应急药品短缺时应及时向药库反映,药库接到药品短缺信息后应及时采取措施保障应急药品供应。

第七条 因突发应急事件、突发公共卫生事件、重要的保障任务、节假日等出现药品储备不足时,应启动药品应急保障预案。

(1)各部门接到临床科室、职能部门、总值班等突发药品应急保障需求信息时应及时反馈给药库办公室,并及时向药学部门负责人报告。

(2)若通过院内调拨能解决药品应急需要,则由药库负责协调调拨。

(3)若库存不能满足临床需求,由药库组织协调配送企业以临时调配方式优先供应,必要时向其他医疗机构借调。

(4)若库存不能满足临床需求,则应由相关专业临床医生和临床药师共同讨论确定替代品种。

(5)必要时,由分管院长决定是否采取优先适应证审批流程控制用药量。

(6)应通过多渠道及时将应急药品供应信息告知临床。

第八条　储备原则

应急药品一般需准备强心剂、升压药、肾上腺皮质激素、酸中毒治疗药、钙剂、副交感神经抑制剂、抗痉挛药、代血浆、疫苗及相应血清等。具体包括以下几方面:

1. 创伤、产科、中毒等的急救药品

如外用消毒液、肾上腺素、去甲肾上腺素、阿托品、哌替啶、解磷定、硫代硫酸钠、亚甲蓝、活性炭、脑垂体后叶素、碳酸氢钠、葡萄糖注射液、止血药等。

2. 灾后疫情及传染病的应急药品

根据医院感染管理委员会对疫情及传染病的通报,组织相应药品的储备。

3.内、外科复苏急救药品

如肾上腺素、硝酸甘油、单硝酸异山梨酯、阿托品、胺碘酮、20%甘露醇、乳酸钠林格液、生理盐水、血浆代用品等。

此外,还需足量储备地塞米松等激素以及适量的抗感染药物。

第四节　跨机构药品调剂

第一条　为充分发挥福建省医药储备作用,确保发生突发事件时能够及时、迅速、高效、有序地保障区域内医疗机构对药品、消杀用品等医药用品的需要,各医疗机构可积极协调药品供应相关方(以下简称"相关方")参照《福建省医药储备应急预案》相关规范,制定符合自身业务范围的供应应急预案。

第二条　医药应急储备应当秉承科学预测、常备不懈的原则,并积极了解所供应医疗机构的应急储备需求量,配合医疗机构储备相应医药用品。

第三条　日常应当增强对突发事件的防范意

识,对突发事件及时进行分析预警,提前做好全省医药储备应急准备工作。

第四条 相关方应当成立应急保障供应小组,并按实际情况划分区域负责人,并设 24 小时值班制度,以确保应对突发事件时对医疗机构的药品供应形成统一协调、即时响应、及时发运的供应机制。

第五条 相关方下属物流中心应做好车辆的调度,并保证驾驶人员、车况等满足应急供应的需要,应急情况发生时即刻到岗,并根据各区配送量随时调整车辆线路以确保物资配送,应对区域之间应急需求,特殊情况下积极向上级主管部门申请道路通行证等证件,保证医疗机构医药物资的供应。

第六条 相关方下属物流中心值班人员收、发货遇到紧急情况,到货没有合同或无法第一时间开单的,先建手工收、发货台账并及时锁定库存,非紧急情况则按正常流程操作。

第七条 当药品到达指定区域且接收方收货后,即便在紧急情况下仍应当及时做好签收保障工作,必须做好交接签收,形成物流闭环。

第八条 相关方根据自身供应区域大小合理布

局仓储资源。供应范围较广、供应量较大的相关方建议设多处仓储,互为备用仓,在紧急情况下可相互调用资源,区域内备用仓要求在调用指令下达后可 6 小时内到达指定区域,省内调用要求指令下达后可 12 小时内到达指定区域。

第九条　当相关方需要保障疫区的药品供应时,所有员工要严格按照当地政府相关部门发布的防疫要求进行健康监测,并及时对仓储场所及车辆进行必要的消毒。

第十条　相关方接受较高等级的涉疫公共卫生事件保障指令期间,必要时应当对下属物流中心实行封闭管理,严格控制外来人员进出库区,物流人员应当做好相应防护措施,并在发货前及物流车辆回仓时严格按标准流程进行消毒。

第十一条　相关方应正确认识应急保障工作的重要性和严峻性,有效落实各项应急保障措施,时刻保持高度警惕,确保出现突发事件时能快速有序地做出反应。

第五节　突发公共卫生事件应急

第一条　为了应对省、市或地区主管部门发布的突发公共卫生事件,医疗机构指派的健康监测专员/专组应立即启动预案。

第二条　建议结合各类公共卫生事件等级划分相应的应急响应等级。当省、市或地区主管部门发布突发公共卫生事件时,医疗机构指派的健康监测专员/专组应根据事件等级立即启动相应响应级别,更有针对性地推进预案启动。

第三条　若非事发地,应积极配合协助疾病控制机构人员开展标本采集、流行病学调查工作,服从卫生行政部门的统一指挥、调度和安排,开展应急处理工作。

第四条　若为事发地,除第三条之外,应增加部门及班组内现场控制、消毒隔离、个人防护、医疗垃圾和污水处理工作,防止院内交叉感染和污染。

第五条　若为疫点,除第四条措施外,应积极与供应商保持联系,储备足量的消杀用品和治疗药物。

第六条　若为封锁地,应当按实际情况安排值守人员,适当减少被封锁的工作人员,积极从外部供应商那里调配足量的封锁区内封锁时期的消杀用品和其他药品,尽可能减少与外界的物流往来,且能保持为封锁区域内的医患服务。

第七条　若医疗机构或班组被封锁,应组织人员安抚现场患者及家属,及时提供帮助。

第八条　当封锁区与外界有物流往来时,应当在进出封锁区前使用适当的消杀工具为物流车进行消杀工作,物流人员与交接人员应当穿戴适当的个人防护用品并尽可能减少接触。

第九条　医疗机构与班组应根据预案值守人员需求,提前准备足量的个人生活物资以满足封锁时期值守人员的基本生活需求。

第十条　为应对因公共卫生事件进行大型人员调度而导致工作单元人力资源匮乏问题,应提前制定符合各种调度形态的岗位缩减/合并排班模板,以确保关键岗位不缺岗,提高应对能力。

第六节　药品突发性群体不良事件

第一条　为建立健全处置药品突发性群体不良事件的运行机制和救助体系,有效预防、及时控制和处置药械突发事件,最大限度地减少药械突发事件带来的危害,维护正常社会秩序,确保人体用药安全有效,促进医药经济的健康发展,鼓励制定药品突发性群体不良事件应急预案。

第二条　要严格依照有关法律法规,对药械突发事件实行监督管理。依靠医疗机构相关管理委员会,加强日常监督、监测和评价。密切关注药品和医疗器械在使用过程中的相互作用及相关危险因素,促进合理用药,保障人体用药(械)安全有效。

第三条　根据引发事件的主体不同分为药品不良事件与药物滥用不良事件。事件发生时应当明确事件类型,并按照性质、严重程度、可控性和影响范围分级响应,分级标准是信息报送和分级处置的依据。

第四条　医疗机构应加强药品使用的日常监

管,建立健全药品、安全信息数据库和信息报告系统,注意收集国内外药品和医疗器械不良反应信息资料,通过日常监管和对药品、医疗器械安全信息的分析,做好药械突发事件的预警工作,必要时向整个医疗机构发布安全预警信息,及时停止可疑药品的使用或禁止可疑用法用量。

第五条 在药品不良事件发生时,建议采取以下措施:

(1)临床出现药品不良事件时,首先应进行诊断,明确是由药物所致还是疾病本身所致,一旦怀疑或确定是由药物引起的不良反应,则应当根据具体情况即刻进行适当的处置。

(2)立即通知科室药品不良反应监测员或应急专员,并填写药品不良反应报表,启动药品不良反应上报程序。

(3)对于严重的不良反应如过敏性休克,必须迅速采取有效措施,如抗休克、抗过敏处理并停药,此后应该谨慎使用一些主要药物。

(4)如果不良反应可能由几种药物引起,应该首先停用非主要药物,然后依据引起不良反应的可能性,逐一停用;如果反应可能与剂量相关,则应考虑减少剂量。

（5）停药期间应加强对患者的临床观察，采取积极的处置措施。

第六条　医疗机构发现药品突发事件或可能构成威胁公众健康和生命安全的不良事件时，由机构医务处/部会同药学部门立即到现场收集资料，停止该批次药品的院内使用并统一封存，及时按《药品不良反应报告和监测管理办法》，结合当地法律法规上报该不良反应/事件。

第七条　涉及麻醉、精神药品的群体滥用事件需及时会同公安局进行查实。涉及疫苗接种的，需及时与市疾病控制中心进行沟通。

第八条　当事件发生时，应派专员 24 小时值班，接听电话、接收传真等，应急组长与副组长应确保信息通畅。

第九条　任何事件发生后，应以保护人体生命健康、维护社会稳定为根本原则，立即组织人员赶赴现场进行先期处置。先期处置包括：

（1）立即着手开展调查，将事件情况报告直属食品药品监督管理局。

（2）向有关部门通报有关情况。

（3）协调配合卫生、公安等部门做好救治和维护社会稳定工作。

（4）做好有关资料、证据的收集和保护工作。

（5）采取有效控制措施，防止事态扩大。

（6）做好上级指示的其他工作。

第十条　事件处置工作结束后，指挥部应总结分析应急处置经验教训，提出改进应急处置工作的建议，完成应急处置总结报告并及时提交机构直属食品药品监督管理局，以便于后续上报及备案。

第十一条　对在事件预防、报告、调查、评价、控制和处理过程中有玩忽职守、失职、渎职等行为的，机构应当依据有关法律法规追究有关责任人的责任。

第七节　日常药事服务应急

第一条　医疗机构药事管理是指医疗机构内以服务病人为中心，以临床药学为基础，促进临床科学、合理用药的药学技术服务和相关的药品管理工作，涵盖范围广，体系庞杂。对突发事件应当以预防为主,避免突发事件发生,影响日常其他药事工作。

第二条　为减少发生药患纠纷,建议遵循以下原则:

(1)认真执行处方调配"四查十对"制度,药师在调配处方时要认真做到"四查十对",严格执行处方调配双人核方发药制度。

(2)坚持处方唱名(患者姓名)调配发药,并提供发药清单。为保证药学服务质量,需注重对患者的用药交代工作,提高患者依从性。

(3)工作人员应穿统一工作服,佩戴胸牌,文明服务,礼貌用语,语言不生冷,不硬顶患者,并加强与临床科室、收费处等上下游科室的沟通,尽可能内部沟通解决问题,不让患者多走路。

(4)注意休息,不得疲劳上岗,窗口工作人员连续上班时间不应超过 12 小时。

(5)医疗机构应开设药物咨询窗口,及时解答患者药物咨询,消除患者疑虑;设立调剂差错投诉处,并进行登记;设立投诉电话,畅通投诉渠道,认真处理患者投诉。

第三条　如遇暴徒或恐怖事件,现场工作人员应以保障人员生命安全、平息事态、控制局面、防止扩散、减少损失等为主要原则，及时上报应急专员并寻求保卫部门帮助，必要时拨打"110"报警电话。

第四条 针对不同性质的事件采取不同方法进行处理，如采用制止、宣传、保护、支援、疏散等方法，以保护自身、就医患者和医务人员的生命安全为中心，有条不紊地开展应急工作。

第五条 遭遇暴力恐怖事件后，应沉着冷静，采取果断措施保护公物，尽量减少不必要的损失，在条件允许的情况下，注意保护证人，收集证据，注意暴徒走向，以便事后协助保卫部门或警方的调查工作。

第六条 为减少暴力恐怖事件的伤害，日常应当做好库房、药房安全管理工作，库房、药房必须使用防盗门，安装报警装置，药房、库房门应保持常闭状态，高危场所酌情设置"一键式报警装置"。

第八节　　火灾应急预案要点

第一条 火灾是指在时间和空间上失去控制的燃烧所造成的灾害。

第二条 发现火情时，现场工作人员应立即采取措施处理,防止火势蔓延并迅速报告上级主管部门,向医疗机构消防管理部门寻求支持,视火情拨打"119"报警求救,并到明显位置引导消防车。

第三条　指派专员确定火灾发生的位置,迅速做出判断:

(1)三查三看:一查火场是否有人被困,二查燃烧的是什么物质,三查从哪里到火场最近;一看火烟定风向,二看建筑定结构、定通路,三看环境定重点、定人力、定路线。

(2)判断引起火灾的物质类别,如压缩气体、液化气体、易燃液体、易燃物品、自燃物品等。

(3)明确火灾周围环境,判断是否有重大危险源分布及是否会带来次生灾难。

第四条　工作小组及指派专员依据可能发生的危险化学品事故类别、危害程度级别,划定危险区,对事故现场周边区域进行隔离和疏导。

第五条　积极抢救受火灾威胁的人员,是灭火工作的首要任务。当有人员受到威胁时,应根据救人任务的大小和现有的灭火力量,首先组织人员救人,同时部署一定力量扑救火灾。在力量不足情况下,应将主要力量投入救人工作。

第六条　现场疏散时的路线应当在事前划定的疏散路线基础上根据火情做出调整,做到既有序又灵活。

1. 火灾所处楼层之上的人员

接到火情通报后,应确认单元防火门是否关上,避免烟囱效应;确认火灾情况,安抚现场患者,需要时协助病患向下撤离。

2. 火灾所处楼层的人员

(1)如具备平行疏散条件,先平行疏散,协助患者远离起火点;如无平行疏散条件,楼层较高时,可先疏散至相对安全区(下两层),待支援力量到达后转移至集结区。

(2)若无法自行扑灭,确认人员安全撤退后,将通往火场的防火门及安全门区隔关闭,以阻隔火势蔓延。

(3)若步行梯安全可行,尽可能往下撤退。

3. 火灾所处楼层之下的人员

(1)往下通道畅通时,尽可能往下撤退;下撤路线被阻隔时,往最近的避难平台撤离。

(2)往下通道阻塞或烟雾弥漫不可行时,再考虑往高楼层撤离,最后离开人员应随手将防火门及安全门关闭,以阻隔火势蔓延及烟雾弥漫。

(3)疏散通道被烟雾所阻时,应用湿毛巾捂住口鼻,身体尽量贴近地面,匍匐前进,向消防楼梯转移,离开火场。

第七条　对火灾中受伤的人员,抢救人员应采用担架、轮椅等,及时将伤员撤出危险区域。

第八条　禁止使用电梯,防止电梯突然断电造成人员被困在电梯里。

第九条　疏散通道口必须设立哨位指明方向,保持通道畅通无阻,最大限度分散分流,避免大量人员涌向一个出口因拥挤造成伤亡事故。

第十条　在能够保障人身安全的情况下适当开展现场自救,做到先控制,后扑灭。

第十一条　明确救灾的基本方法,并采取相应措施,按照应急处置程序采用适当的消防器材进行扑救:

(1)木材、布料、纸张、橡胶以及塑料等固体可燃材料发生火灾,采用水冷却法。

(2)对珍贵图书、档案应使用二氧化碳、卤代烷、干粉灭火剂灭火。

（3）易燃可燃液体、易燃气体及其他化学药品发生火灾，使用大剂量泡沫灭火剂、干粉灭火剂将其扑灭。

（4）带电电气设备发生火灾，应切断电源后再灭火，因现场情况及其他原因不能断电需要带电灭火时，应使用沙子或干粉灭火器，不能使用泡沫灭火器或水。

（5）可燃金属，如镁、钠、钾及其合金等发生火灾，应用特殊的灭火剂，如干沙或干粉灭火器等来灭火。

（6）尽可能抓住灭火有利时机，对某些物质在燃烧中产生的有毒气体，扑救时应采用防毒措施，如使用氧气呼吸面罩，用湿毛巾、口罩捂住口鼻等。

第十二条 当有爆炸发生时，负责人或安全专员在认为安全的情况下必须及时切断电源和管道阀门；所有人员应听从临时召集人的安排，有组织地通过安全出口或用其他方法迅速撤离爆炸现场。

第十三条 对受火灾威胁的各种物资是进行疏散还是就地保护，要根据火场的具体情况决定，目的是尽量减少或避免财产损失。

（1）在一般情况下，应先疏散和保护贵重的、有爆炸危险或有毒的物资，以及处于下风向的物资。

（2）疏散出来的物资不得堵塞通路，就近放置在免受烟、火、水等威胁的安全地点，并派人保护，防止物资丢失和损坏。

第十四条　为保证扑救火灾与疏散工作有序进行，必须寻求后勤安保部门对大楼内外采取安全警卫措施。

（1）安全警戒部位包括大楼外围、大楼首层出入口。着火层设置警戒区，并设置警卫人员。

（2）大楼外围警戒任务是消除路障，指挥无关车辆离开现场，劝导过路行人撤离现场，维持好大楼外围秩序，迎接消防队，为消防队到达现场灭火创造有利条件。

（3）大楼首层出入口警戒任务是不准无关人员进入大楼，指挥疏散人员离开大楼，看管好从着火层疏散下来的物资，保证消防梯为消防人员专用，引导消防员进入着火楼层，为消防队的灭火行动维持好秩序。

（4）着火层下一层的警戒任务是不准人员进入着火层，防止不法人员趁火打劫、浑水摸鱼或乘机制造混乱,保护好消防装备器材,引导疏散人流向下一层有秩序地撤离。

第十五条 为了保持大楼内外、着火层与消防控制中心、指挥员与前后方的联络,使指挥员的指挥意图、预定的灭火疏散应急方案顺利实施,电话要保持畅通,设专人接听电话,及时传话,通知临近部门关上门窗,熟悉灭火计划并随时准备接收病人。指挥员与消防中心、着火层以上各层利用虚拟网保持联络;设立通信人员,负责口头通信联系,但必须由熟悉各部门位置、各部门负责人的人员担任。

第九节 台风、暴雨等天气灾害
应急预案要点

第一条 灾害性天气是指台风、暴雨等可能对医疗机构的医疗工作带来影响,并可能给院内的设施设备造成一定的破坏,甚至危及人员生命财产安全的恶劣天气。

第二条 台风分级:预警级别分为4级,由低向高逐级递增,分别是Ⅳ级(蓝色预警)、Ⅲ级(黄色预警)、Ⅱ级(橙色预警)和Ⅰ级(红色预警)。

第三条　省、市或地区气象台发布一般(Ⅳ级)台风预报,在台风影响期间的响应措施为:

(1)加强值班,部门负责人、业务负责人及班组长保持通信畅通,随时应对各种紧急情况。

(2)加强对建筑屋面、门窗、道路、下水管道、窨井、排水沟等部位的检查,确保排水设施通畅,关紧门窗,对树木、灯箱、标志牌等进行加固。

(3)加强对各建筑地下室和低洼部位的检查,确保集水井、排污渠工作正常,设备、仪器、药品和车辆安全。

(4)停止所有在建或维修工程项目,并进行相应的加固工作。

第四条　省、市或地区气象台发布较大(Ⅲ级)台风预报,在台风影响期间,在第三条基础上增加以下措施:

(1)安排相关人员 24 小时值班,随时应对各种紧急情况。

(2)可能遭暴雨袭击时,提前分发沙袋、挡水板、雨衣、应急灯等抗洪物资,并放置在易拿取的位置。

(3)根据机构情况指定 1～3 名应急人员负责搬

运物资,协助应急抢险,提前将低洼处物资转运至高处,积水风险较小的地段务必将物资垫高。

(4)如遇积水应当立即中断该处电力以防漏电,断电处有冷藏设备且暂时无条件将其向高处转移的,应及时将储备冰块或冰袋转移至冷藏设备中,保障储存所需温度条件。

第五条 省、市或地区气象台发布较大(Ⅱ级)台风预报,在台风影响期间,在第四条的基础上增加以下措施:

(1)药学、总务、信息部门负责人值班,各业务负责人和班组长、维修改造工程负责人必须坚守工作岗位。

(2)提前备足食品、水、蜡烛和应急灯等应急物资。

(3)沙袋、雨衣、防水手电等抗洪物资分发或放置到位,对地下室等易受涝部位进行重点保护,对门窗、周边花木和易被风吹动的搭建物进一步加固。

(4)加强巡查,加强自我防护,做好停电、停水、停气的应急抢修准备。

(5)可能遭暴雨袭击时,在第四条基础上根据机构情况增派1～3名应急机动人员,负责搬运物资,协助应急抢修。

第六条　省、市或地区气象台发布较大（Ⅰ级）台风预报，在台风影响期间，在第五条的基础上增加以下措施：

（1）部门负责人、各业务负责人和班组长及在建或维修工程负责人、技术人员等均坚守工作岗位，各班组配备足够人员值班，且所有人员手机必须24小时处于开机状态，随时应对各种紧急情况。

（2）设置应急通信员，在通信设施中断时负责联系机构内外的各项应急抢修事宜。

（3）根据机构情况与险情预估进一步增派应急机动人员，负责搬运救灾物资，协助应急抢修。

第十节　停电、停水应急预案要点

第一条　停电，即停止电力传送，使电器无法获取外部电源。医疗机构医疗工作离不开电力的传送，突发停电对医疗机构医疗工作产生较大的影响。

第二条　发生停电或预计停电超过半小时，应及时启动停电应急预案。部门负责人、各业务负责人应及时到岗在位统一指挥,协调开展应急工作。

第三条　停电时应马上向上级及相应主管部门报告,并了解停电原因及预计停电时间,及时检修,尽快恢复供电。应急供电设备或备用电源应优先保证各存放药品冰箱的用电。

第四条　若冰箱无法保持供电或及时恢复供电,应采取紧急措施,例如在冰箱内放置冰块以保证冰箱温度在正常范围,并密切观察各冰箱冰柜温度变化,减少开冰箱冰柜门次数,缩短每次开门时间,尽量保证冰箱冰柜内的温度,满足药品保存要求。

第五条　除静配中心和医疗机构制剂生产部门外,各调剂部门应启动取药应急预案,可根据患者发票及用药清单予以调配,以确保患者及时用药。供电恢复后补打处方单。

第六条　各窗口单位应及时组织人员对病人进行疏导、解释、安抚。

第七条　当遇到停电时,静配中心暂停运行,各岗位人员应及时有序地撤离洁净区,并通知医疗机构后勤保障部门及时启动备用电源,当再次来电后应及时恢复生产。

第八条　各业务负责人可根据本部门调剂工作

情况,及时决定是否召回休息人员,增加调剂人员,以保证药品的及时、有效、准确供应。

第九条 为预防无预警停水事件的发生,在医疗机构没有设置二次供水的情况下,各工作单元应当根据工作人员数量储备足量饮用水,根据工作用水量建立储水池,储水池可以接入工作设备,供设备完成后续工作。

第十条 停水期间应视情况减产或停产。不建议建设大型储水设备供停水期间正常生产。

第十一节 信息系统、网络故障
应急预案要点

第一条 信息系统、网络故障,是计算机信息系统或网络故障导致处理数据时不能运作或产生不正确的结果。

第二条 出现信息系统故障,信息系统无法提供正常服务时,立即上报信息中心,部门/班组指派人员陪同信息部门技术人员立即查看相应的软硬件,分析故障原因并向部门负责人及分管领导汇报。

当故障无法在规定时间内排除时,立即启动信息系统、网络故障应急预案。

第三条 药房信息系统暂停使用,药房、静脉配置中心启动本地容灾系统查看容灾系统中患者的资料,启用手工工作模式分发或调配药品。

第四条 住院患者急用药可凭手工申请单到住院药房以及静脉配置中心借药,待系统、网络排除故障正常运行后补开医嘱。

第五条 故障期间门诊中、西药房采取手工应急措施,尽可能保持正常工作状态,先凭发票与手工处方手工发药,暂不在电脑上进行复核。

第六条 应急期间不允许退药。

第七条 服务器恢复正常后指派人员敦促临床科室补录入手工医嘱并注明补录时间,之后按照正常流程进行处理。

第十二节　危害性物质意外事故应急预案要点

第一条 危害性物质是指具有有毒、有害、易腐蚀、易爆、易燃等性质,对人体、设施、环境具有危害的物质。包括剧毒化学品、生物性危害物质。

第二条　为保证医疗机构危害性物质的安全使用,提高医护人员对危害性物质意外事故的应急处置能力,保护医护人员的健康安全,应制定应急预案。

第三条　如遇生物安全柜以外危害性物质溢出、释出,经过防溢出培训的人员应立即取出化疗药溢出包,清除掉溢出的危害性物质。

第四条　处理人员应穿戴好防护装备,使用标志物品在溢出区域拉起隔离带,并放置"危险勿进"警示牌,防止非专业人员进入,造成伤害。

第五条　若溢出物为液体,应轻轻地将可吸收液体的吸收性纱布块覆盖其上并吸去和擦去;若为固体(应确定溢出物不与水发生剧烈化学反应),则使用湿的大块纱布,防止药物飘入空气中;若有可与水发生剧烈反应的溢出物及玻璃碎片、针头等,应收集放入表面贴有医疗废物、化疗药物专用标志的样本瓶中。

第六条　药物溢出的地方应选用合适的清洁用品和清水反复清洗至少 3 次,清洗范围应由小到大,纱布和其他被污染的物品都应丢弃于医疗垃圾袋中并封口,放置于贴有医疗垃圾标志的垃圾桶中。

第七条 清理完毕后,非一次性用品应全面清洗,重新归置到溢出包内,消耗性的物品应及时补充,将溢出包归回原位。

第八条 如遇实验室有阳性对照细菌或病毒暴露时,应立即将可能有细菌或病毒暴露的人员情况上报院感部门,按照院感流程进行相应的记录和处理。已暴露的人员必要时进行治疗,保留完整的医疗追踪记录。

第九条 发生严重泄漏事件时,立即关闭事件发生的实验室,对周围环境进行隔离、封闭。如果实验表格或其他打印、手写材料被污染,在安全的前提下,应将这些信息拷贝到其他载体上,并将原件置于污染废物容器内。

第十条 现场人员对污染空间进行消毒,在消毒后所有现场人员立即有序撤离相关污染区域,进行体表消毒和淋浴,关闭实验室;任何现场暴露人员都应接受医学咨询和隔离观察,并采取适当的预防治疗措施。

第十一条 如遇潜在危害性气溶胶在生物安全柜以外释出,相关人员必须立即佩戴口罩等防护用品,尽快离开污染源,必要时围封污染区并立即报告实验室负责人和生物安全员。

第十二条　为了让气溶胶被排走和使较大的粒子沉降,防止气溶胶污染,至少 1 小时内不能有人进入房间,同时应当张贴"禁止进入"的标志。如果实验室没有中央空调排风系统,需要推迟 24 小时后进入。封闭 24 小时后,按规定进行善后处理。

第十三条　在事故发生后 24 小时内,事件当事人和实验室负责人写出事故经过和危险评价报告,呈主管部门和院感部门,记录归档。

第十四条　事件结束后被感染或污染的人员应得到及时有效治疗,受污染区域应得到有效消毒。

第四章 附件与附表

第一节 名词解释

（1）突发事件，是指突然发生，造成或者可能造成严重社会危害，需要采取应急处置措施予以应对的自然灾害、事故灾难、公共卫生事件和社会安全事件。

（2）应急预案，是指面对突发事件的应急管理、指挥、救援计划等。它一般应建立在综合防灾规划基础上，并需要定期演练和修订。

（3）A/B 角制度，就是 A 角对某项工作主要负责，B 角应主动熟悉并协助做好该项工作；当 A 角出差或由于其他原因不能承担该项工作时，由 B 角接替承担该项工作,并切实负起责任。A、B两个责任人不得同时外出。

(4)应急专员,是指专门负责应急管理日常工作,以及在应急状态下在一线指挥和协助其他工作人员有序完成应急工作的人员。应急专员应当与其负责的突发事件类型相关专业保障部门联系紧密,并由具备一定的该专业知识的本科室工作人员或直接由突发事件类型相关专业保障部门指派的工作人员担任。

(5)应急演练,是指医疗机构药学部门与其相关方,依据有关应急预案,模拟应对突发事件的活动。其目的是探索现有预案可行性,及时修订不合理预案。

(6)不间断电源(UPS),是指一种含有储能装置的电源,主要用于为部分对电源稳定性要求较高的设备在输入电源发生故障时持续供电。

(7)本地容灾机组,本指南所指容灾机组为一组包含显示器、主机、打印机、扫描仪等硬件的信息工作设备。该组设备在日常无纸化工作环境中可同时分担业务及管理系统的运行工作,并可切换运行;灾难发生时可在基本不丢失数据的情况下进行灾备应急切换,保持业务连续运行。

(8)突发公共卫生事件,是指突然发生,造成或者可能造成社会公众健康严重损害的重大传染病疫情、群体性不明原因疾病、重大食物和职业中毒以及其他严重影响公众健康的事件。

(9)药品突发性群体不良事件,是指突然发生的在同一地区同一时段内使用同一种药品对健康人群或特定人群进行预防、诊断、治疗过程中出现多人不良反应的事件。根据引发事件的主体不同,可分为药品不良事件与药品滥用不良事件。

(10)暴力恐怖事件,是指使用或威胁使用暴力手段实施犯罪造成严重后果的事件。暴力手段主要包括爆炸、凶杀、袭击、劫持人质等,严重危害人民生命财产安全,破坏社会秩序,影响社会稳定。

第二节　风险评估工具

第一条　脆弱性分析

灾害脆弱性分析表

序号	风险项目	发生频率 (O)	事故严重性 (S) $S = HS + HH + ER + TL$				应急准备 (P)	风险积分合计 $R = F \times S \times P$	风险等级 (1～5 级)
			人员安全 (HS)	人员健康 (HH)	影响范围 (ER)	停工损失 (TL)			

细项说明：

发生频率（O）评分

序号	危害发生频率	评分	发生概率
1	同行曾经发生或本院有潜在发生可能。	1	很不可能，但能假设。
2	平均每年可能或曾发生一次以上此类可能。	2	可能性小，属意外。
3	平均每月可能或曾发生一次以上此类事故。	3	可能，但不经常。
4	平均每周可能或曾发生一次以上此类事故。	4	相当可能。
5	平均每天可能或曾发生一次以上此类事故。	5	完全可以预料。

事故严重性（S）评分

序号	人员安全（HS）	人员健康（HH）	影响范围（ER）	停工损失（TL）	评分
1	无明显危害，不需任何评估或处置。	1. 不会引起感官不适或职业病。 2. 接触有害物 1 小时内（含 1 小时）。	1. 无明显危害。 2. 服务未受影响。	1. 不会造成生产停工。 2. 财物损失在 5 万元以下。	1
2	可能导致医疗的需求或曾经评估，无情况，仪需评估，无须额外医疗处置。	1. 工作中可能造成感官上的轻微不舒服。 2. 接触有害物 1～2 小时（含 2 小时）。	1. 影响范围限于设备附近。 2. 非毒性物质外泄，不需其他单位协助。 3. 服务效率降低。	1. 部分或全部仪器设备停工 1 小时以下。 2. 财物损失在 50 万元以下。	5

续表

序号	人员安全（HS）	人员健康（HH）	影响范围（ER）	停工损失（TL）	评分
3	1. 可能导致暂时性失能（伤害）。 2. 两名访客/患者需额外医疗处置但不需住院。	1. 工作中可能造成感官上的明显不舒服（员工曾反映或抱怨）。 2. 接触有害物 2～4 小时（含 4 小时）。	1. 影响范围在工作区附近（例如工作楼内）或在单位内。 2. 非毒性物质外泄，需其他单位协助。 3. 火警初期已控制。 4. 部分服务受影响。	1. 部分或全部仪器设备停工 1～3 小时。 2. 财物损失在 100 万元以下。	10

续表

序号	人员安全（HS）	人员健康（HH）	影响范围（ER）	停工损失（TL）	评分
4	1. 因意外导致员工永久性伤害。 2. 两名员工住院或三名以上员工因病需停止工作。 3. 两名访客/患者住院。	1. 因长期工作需要的医治，但可能在医治后恢复机能。 2. 接触有害物4～6小时（含6小时）。	1. 范围扩及院内其他工作区（如该工作楼以外）或单位外。 2. 有毒性物质外泄，但未发生中毒事件。 3. 火警需外部支援。 4. 主要业务停工。	1. 部分或全部仪器设备停工10小时以下。 2. 财物损失在150万元以下。	15

续表

序号	人员安全（HS）	人员健康（HH）	影响范围（ER）	停工损失（TL）	评分
5	1.因意外导致员工死亡。 2.员工自杀。 3.三名以上员工住院或两名访客/患者死亡。 4.三名以上访客/患者住院。	1.长期可能造成永久性职业病。 2.接触有害物6～8小时(含8小时)。	1.范围扩及医疗机构以外。 2.有毒性物质外泄。 3.火警需撤离。 4.全部服务停止。	1.部分或全部仪器设备停工1天或以上，导致中毒事件。 2.财物损失超过200万元。	20

应急准备（P）评分

序号	准备情况	评分
1	无任何书面计划，在过去五年内没有演练，缺乏设备，没有对员工进行培训。	4
2	可能有一个书面计划，在过去三年内已经进行演练和评估，存在一些设备。	3
3	部门有书面计划，在过去的一年中已经演练或实际发生，大多数设备到位，部门知道如何处理该事件。	2
4	部门有书面计划，在过去的一年内已经演练或实际发生，并成功处理，所有设备到位，大部分员工都知道如何应对。	1

风险评估中的风险分级

项目	重大风险	高度风险	中度风险	低度风险	轻微风险
等级代号	1	2	3	4	5
风险评分	大于 220 分	180～219 分	100～179 分	40～99 分	小于 39 分
风险控制	应立即预防或强制改善。	应控制风险发生，备有应急措施或管制程序，并加强检查及督导作业。	应加强检查及督导管控风险。	适当警觉，需加强检查。	可接受，不需特别检查。

第二条　FMEA（失效模式与影响分析）工作流程风险评估

细项说明：

工作流程	失效模式	潜在原因	潜在后果	监测措施	得分			措施优先级
					严重度（S）（1~5）	发生率（O）（1~5）	监测度（M）（1~5）	AP值（查表）
1.……	1a.……							
	1b.……							
	1c.……							
2.……	2a.……							

严重度（S）

影响范围（ER）	评分
无明显危害。	1
范围限于设备附近/非毒性物质外泄/不需外部协助。	2
范围在工作区附近（例如工作楼内）/非毒性物质外泄/需其他单位协助。	3
范围扩及院内其他工作区（如工作楼以外）或单位外/有毒性物质外泄，但未发生中毒事件/火警需外部支援。	4
范围扩及医疗机构以外/有毒性物质外泄，导致中毒事件/火警需撤离。	5

发生频率（O）

危害发生频率	评分	发生概率
同行曾经发生或本院有潜在发生可能。	1	很不可能，但能假设。
平均每年可能或曾发生一次以上此类事件。	2	可能性小，属意外。
平均每月可能或曾发生一次以上此类事件。	3	可能，但不经常。
平均每周可能或曾发生一次以上此类事件。	4	相当可能。
平均每天可能或曾发生一次以上此类事件。	5	完全可以预料。

监测度 (M)

监测及探查风险的措施或可能 (M)	评分
拥有一种十分可靠的或者同时拥有两种以上可靠的监测措施。	1
拥有一种可靠的或同时拥有两种以上较为可靠的监测措施。	2
拥有一种较为可靠的或同时拥有两种以上不太可靠的监测措施。	3
仅拥有一种不太可靠的监测措施。	4
没有有效的或没有设置任何监测措施。	5

AP 值查询表

措施优先级 AP(action priority)以严重度(S)、发生率(O)以及监测度(M)评级为基础,目的是降低风险而对各项措施进行优先排序。

FMEA 措施优先级(AP)

影响程度	S	对失效起因发生的预测	O	监测能力	M	AP
影响度非常高	5	非常高	5	低至非常低	4～5	H
				中	3	H
				高	2	H
				非常高	1	H
		高	4	低至非常低	4～5	H
				中	3	H
				高	2	H
				非常高	1	H
		中	3	低至非常低	4～5	H
				中	3	H
				高	2	H
				非常高	1	M
		低	2	低至非常低	4～5	H
				中	3	M
				高	2	L
				非常高	1	L
		非常低	1	非常高至非常低	1～5	L

续表

影响程度	S	对失效起因发生的预测	O	监测能力	M	AP
影响度高	4	非常高	5	低至非常低	4～5	H
				中	3	H
				高	2	H
				非常高	1	H
		高	4	低至非常低	4～5	H
				中	3	H
				高	2	H
				非常高	1	M
		中	3	低至非常低	4～5	H
				中	3	M
				高	2	M
				非常高	1	M
		低	2	低至非常低	4～5	M
				中	3	M
				高	2	L
				非常高	1	L
		非常低	1	非常高至非常低	1～5	L

续表

影响程度	S	对失效起因发生的预测	O	监测能力	M	AP
影响度中等	3	非常高	5	低至非常低	4～5	H
				中	3	H
				高	2	M
				非常高	1	M
		高	4	低至非常低	4～5	M
				中	3	M
				高	2	M
				非常高	1	L
		中	3	低至非常低	4～5	M
				中	3	L
				高	2	L
				非常高	1	L
		低	2	低至非常低	4～5	L
				中	3	L
				高	2	L
				非常高	1	L
		非常低	1	非常高至非常低	1～5	L

影响程度	S	对失效起因发生的预测	O	监测能力	M	AP
影响度低	2	非常高	5	低至非常低	4～5	M
				中	3	M
				高	2	L
				非常高	1	L
		高	4	低至非常低	4～5	L
				中	3	L
				高	2	L
				非常高	1	L
		中	3	低至非常低	4～5	L
				中	3	L
				高	2	L
				非常高	1	L
		低	2	低至非常低	4～5	L
				中	3	L
				高	2	L
				非常高	1	L
		非常低	1	非常高至非常低	1～5	L
没有可觉察影响	1	非常低至非常高	1～5	非常高至非常低	1～5	L

第三条　简易风险因素分级评估

风险因素	风险性评估							风险发生后预防控制措施			分级积分	风险优先级
	风险发生的可能性			风险发生的严重性			评价积分	好	一般	差		
	高	中	低	高	中	低						

注：高/差＝3分，中/一般＝2分，低/好＝1分，积分为前面分数乘积。

第四条　重点项目严重度分析

危害严重度

定义：频率低–严重度高（Ⅱ） 管理方案：优先管理及演练 项目：	定义：频率高–严重度高（Ⅰ） 管理方案：重点管理及演练 项目：
定义：频率低–严重度低（Ⅲ） 管理方案：经常性管理 项目：	定义：频率高–严重度低（Ⅳ） 管理方案：加强管理 项目：

发生频率

第三节　推荐灭火方式

火种（着火材料）	灭火方式
木材、布料、纸张、橡胶以及塑料等固体可燃材料	水冷却法
易燃可燃液体、易燃气体及其他化学药品	大剂量泡沫灭火剂、干粉灭火剂

续表

火种（着火材料）	灭火方式
可燃金属，如镁、钠、钾及其合金	干沙或干粉灭火器
珍贵图书、档案	二氧化碳、卤代烷、干粉灭火剂
带电电气设备	沙子或干粉灭火器

第四节 危害物质溢出处置箱物品清单

物品名称	数量
口罩	2个
手套	5副
一次性防护服	1件
鞋套	数套
护目镜	1副
镊子	1把
黄色医疗垃圾袋	2个
小扫把或小铲子	1把

物品名称	数量
吸血布巾或纸巾	1包
擦拭布巾	3块
爱尔施含氯消毒剂	1瓶
喷壶	1个
黄色警示胶带	1卷

第五节　科室应急保障物资清单

应急物品	应急设备
雨衣	应急手电
绝缘防水鞋	移动式应急照明
安全帽	对讲机
防汛沙袋/挡水板	抽水泵
防烟面具	
消防锤/斧	
橡胶手套	
防水布	

第六节　公共卫生事件消毒保障物资清单

储备清单		
防护用品	N95 医用防护口罩（万个）	含氯消毒液（升）
	医用外科口罩（万个）	含氯消毒片（片）
	医用防护服（套）（含无菌、非无菌）	75％酒精（升）
	隔离面罩（个）	免洗消毒液（瓶）
	隔离眼罩（个）	地塞米松（支）
	灭菌外科乳胶手套（双）	甲泼尼龙（支）
	一次性乳胶检查手套（双）	连花清瘟颗粒（盒）
	手术衣（套）	……
	隔离衣（套）	
	靴套（双）	

注：消杀用品栏对应"含氯消毒液（升）、含氯消毒片（片）、75％酒精（升）、免洗消毒液（瓶）"；治疗药品栏对应"地塞米松（支）、甲泼尼龙（支）、连花清瘟颗粒（盒）、……"

第七节 抢救车急救药品清单

序号	药品名称	用法	药物作用与用途	药物副作用及注意事项
1	肾上腺素	皮下、肌注	抗休克药。用于过敏性休克、心搏骤停、支气管炎等。	高血压、心脏病、糖尿病、甲状腺功能亢进、洋地黄中毒、外伤性出血、心脏性哮喘等忌用。用量过大或皮下注射时误入血管后，可引起脑出血。
2	去甲肾上腺素	静注、静滴、口服	拟肾上腺素药。用于休克、药物中毒性低血压、上消化道出血。	局部组织坏死，急性肾功能衰竭，停药后血压下降。

续表

序号	药品名称	用法	药物作用与用途	药物副作用及注意事项
3	异丙肾上腺素	吸入、静注、静滴	拟肾上腺素药。用于心搏骤停、房室传导阻滞、支气管哮喘。	常有心悸、头晕、皮肤潮红。禁用于冠心病、心肌炎、糖尿病、甲亢等。
4	尼可刹米	静注、肌注	呼吸中枢兴奋药。用于中枢性呼吸及循环衰竭、麻醉药及其他中枢抑制剂的中毒。	不良反应较少见。大剂量使用出现血压升高、心悸、出汗、呕吐、震颤及肌肉直僵时，应及时停药以防止惊厥。
5	洛贝林	肌注、静注、皮下	呼吸中枢兴奋药。用于新生儿窒息，吸入麻醉药及其他中枢抑制剂的中毒、一氧化碳引起的窒息以及肺炎等疾病引起的呼吸衰竭。	大剂量使用能引起心动过速，传导阻滞，呼吸抑制，有时可引起惊厥。

续表

序号	药品名称	用法	药物作用与用途	药物副作用及注意事项
6	多巴胺	静滴	抗休克药。用于各种类型休克，包括中毒性休克、心源性休克、出血性休克、中枢性休克等。	大剂量使用可使呼吸加速、心律失常，停药后即迅速消失。使用前应补充血容量，及时纠正酸中毒。静滴时，应观察血压、心率、尿量和一般状况。
7	间羟胺	静滴	抗休克药。具有很强的缩血管作用，用于各种休克及手术时低血压。	甲亢、高血压、充血性心力衰竭及糖尿病患者慎用。连续使用可引起快速耐受性。不宜与碱性药物共同静滴，因可引起分解。

续表

序号	药品名称	用法	药物作用与用途	药物副作用及注意事项
8	硝酸甘油	静滴	强心药。直接松弛血管平滑肌，使周围血管扩张，外周阻力减小，回心血量减少，心排出量降低，心脏负荷减轻。主要用于防治心绞痛。	用药后有时出现头胀、头部跳痛、心跳加快、晕厥。不可吞服，青光眼病人忌用。长期连续服用可产生耐受性。
9	去乙酰毛花苷	静注	强心药。用于急性心衰、快速型室上性心律失常。	禁与钙注射剂合用。严重心肌损害及肾功能不全者慎用。过量时，可有恶心、食欲不振、头痛，心动过缓、黄视。近期用过其他洋地黄类强心药者慎用。

续表

序号	药品名称	用法	药物作用与用途	药物副作用及注意事项
10	异丙嗪	肌注	抗组胺药。具有抗组胺、止吐、抗晕动、镇静催眠作用。用于皮肤黏膜的过敏、晕动病、麻醉和手术前后镇静、催眠、镇痛、止吐。	有嗜睡副作用。急性哮喘、膀胱颈部梗阻、心血管疾病、昏迷、闭角型青光眼、肝功能不全、高血压、胃溃疡、幽门或十二指肠梗阻者慎用。
11	肝素	皮下、静注、静滴	抗凝血药。用于血栓栓塞性疾病、缺血性心脏病、弥漫性血管内凝血（DIC）。	自发性出血。有皮疹、药热等过敏反应。

续表

序号	药品名称	用法	药物作用与用途	药物副作用及注意事项
12	盐酸艾司洛尔	静注、静滴	降压药，抗心律失常药。起效快而持续时间短，副作用小。对支气管影响很小，对伴有慢性阻塞性肺疾患的病人有利。治疗室上性快速心律失常、急性心肌缺血、术后高血压等。	大多数不良反应为轻度、一过性，最重要的不良反应是低血压。支气管哮喘、严重慢性阻塞性肺病、难治性心功能不全、心源性休克者禁用。
13	氨甲环酸	静滴	止血药。对创伤性出血效果尤其显著，维持时间较长。可用于急性、慢性、局限性或全身性纤溶系统亢进所致出血。	弥散性血管内凝血所致的继发性高纤溶状态，在未肝素化前，慎用本品。

续表

序号	药品名称	用法	药物作用与用途	药物副作用及注意事项
14	胺碘酮	静注（泵入）、静滴	抗心律失常药，对于室上性、室性的心律失常都有作用，既是转律也是律维持的药物。广谱，用于抗心绞痛，血管扩张药。	主要损害心脏、消化系统、神经系统及引起过敏反应等。长时间应用会出现眼部异常。治疗期间应注意观察患者及避免暴露于阳光下。
15	地西泮	静注、静滴	抗癫痫药。具有较好的抗癫痫作用，对癫痫持续状态极有效。治疗脑血管意外或脊髓损伤性中枢性肌强直或腰肌劳损、内镜检查等所致的肌肉痉挛。	嗜睡、具有依赖性，应从小剂量用起。青光眼、重症肌无力、粒细胞减少、肝肾功能不全者慎用。新生儿、妊娠期前三个月及后三个月，哺乳期禁用。

续表

序号	药品名称	用法	药物作用与用途	药物副作用及注意事项
16	纳洛酮	静注	吗啡受体拮抗剂。主要用于阿片类药物过量中毒、急性乙醇中毒、镇静催眠药中毒、有机磷农药中毒、抗组胺药物中毒、一氧化碳中毒、感染性休克、急性重型脑梗死、肺性脑病、急性昏迷、新生儿窒息和缺氧缺血性脑病。解除呼吸抑制及催醒。	密切观察病人的体征变化，选用适当的剂量和给药速度。
17	阿托品	静注、肌注	抗胆碱药。可扩张血管、解除小血管痉挛。用于各种脏器绞痛、有机磷中毒、休克等。	常有口干、心悸、皮肤潮红。

续表

序号	药品名称	用法	药物作用与用途	药物副作用用及注意事项
18	呋塞米	静注、肌注	利尿药。用于各类水肿。	利尿作用迅速，要防止过度利尿，以免产生脱水现象及电解质失衡。
19	地塞米松	肌注、静注、静滴	肾上腺皮质激素药。有抗炎、抗过敏、抗休克、抗毒作用，用于各种急性严重细菌感染、过敏性疾病、风湿病等。	一般外科病人应尽量不用，以免影响伤口愈合。严重肝功能不良者不宜使用。
20	利多卡因	表面麻醉、静注、静滴	麻醉药。用于阻滞麻醉及硬膜外麻醉、抗心律失常。	不宜用于腰麻，静注时可有麻醉样感觉。严重房室传导阻滞，对本品过敏及休克病人禁用。

续表

序号	药品名称	用法	药物作用与用途	药物副作用及注意事项
21	葡萄糖酸钙	静注、静滴	促进骨骼和牙齿的钙化、维持神经与肌肉的正常功能。	静注时有喉头及全身发热感、速度应缓慢。漏出血管外可引起局部疼痛及组织坏死。
22	50%葡萄糖注射液	静注、口服	营养药。用于血糖过低或胰岛素过量、以保护肝脏。具有脱水作用。具有高渗作用,将组织特别是脑组织内液体引到血循环系统内由肾排出。降低眼压。治疗因颅内压增加引起的各种疾病。	注射时切勿注于血管之外,以免刺激组织。

续表

序号	药品名称	用法	药物作用与用途	药物副作用及注意事项
23	甘露醇注射液	静注、静滴	高渗药。使血浆渗透压升高，使组织脱水。用于降低颅内压。	注射速度过快可有一过性头痛、视力模糊、眩晕、畏寒。肾功能不全者慎用。
24	碳酸氢钠注射液	静注、静滴	碱化尿液，调节机体酸碱度。用于纠正各种酸中毒。	高血压、充血性心力衰竭、急慢性肾功能衰竭、低血钾和二氧化碳潴留患者慎用。对局部组织有刺激性，注射时切勿漏出血管外。
25	10%葡萄糖注射液	静滴	营养药。供给能量，补充体液，促进肝脏解毒，辅助治疗各种中毒。	糖尿病、心功能不全、颅内出血患者慎用，静脉滴注速度不宜过快。

续表

序号	药品名称	用法	药物作用与用途	药物副作用及注意事项
26	0.9%氯化钠注射液	静滴	电解质及酸碱平衡用药。可补充体内氯离子，调节体内水与电解质的平衡，维持体液正常渗透压。	肺水肿患者，心脑肝肾疾病患者慎用。

第八节 演练报告范例

第一条 考核评价表

应急演练考核评价表

序号	演练目标	实现结果	备注
1		□是 □否 □不适用	
2		□是 □否 □不适用	
3		□是 □否 □不适用	
4		□是 □否 □不适用	
5		□是 □否 □不适用	
6		□是 □否 □不适用	
7		□是 □否 □不适用	
目标达成率	$X = A/(A+B) \times 100\%$（A 为达成项目数，B 为未达成项目数）		
评价结果	分为优秀、良好、及格、不及格四级，目标达成率 90% 以上评为优秀，80% 以上为良好，70% 以上为及格，否则为不及格。		
需要整改的项目及措施			
填表说明	考核指标项目达成的，在其后"是"前的"□"中打"√"，未达成的，在"否"前的"□"中打"√"，不适用的，在"不适用"前的"□"中打"√"。		

时间：　　　　　　组织者：　　　　　　考核员：

第二条 签到表

应急演练签到表

时 间	
地 点	
事件名称 及内容	

参加人员			